54 Ricette per diabetici per controllare la tua condizione, naturalmente:

Scelte alimentari sane per tutti i diabetici

Di

Joe Correa CSN

DIRITTO D'AUTORE

Questa pubblicazione è stata progettata per fornire informazioni accurate e autorevoli per quanto riguarda la materia disciplinata. Viene venduto con la consapevolezza che né l'autore né l'editore si impegnano a fornire consulenza medica. Se è necessario, consultare uno specialista. Questo libro è considerato una guida e non deve essere usato in alcun modo potenzialmente dannoso per la salute. Consultare un medico prima di iniziare questo piano nutrizionale per assicurarsi che sia adatto al caso.

RINGRAZIAMENTI

Questo libro è dedicato ai miei amici e parenti che hanno avuto malattie lievi o gravi e che mi hanno permesso di trovare una soluzione e apportare le modifiche necessarie alle loro vite.

54 Ricette per diabetici per controllare la tua condizione, naturalmente:

Scelte alimentari sane per tutti i diabetici

Di

Joe Correa CSN

CONTENUTI

Diritto d'autore

Ringraziamenti

Cenni sull'autore

Introduzione

54 Ricette per diabetici per controllare la tua condizione, naturalmente: scelte alimentari sane per tutti i diabetici

Altri titoli dell'autore

CENNI SULL'AUTORE

Dopo anni di ricerca, credo onestamente negli effetti positivi che una corretta alimentazione può avere su tutto il corpo e sulla mente. La mia conoscenza ed esperienza mi hanno aiutato a vivere in modo più sano nel corso degli anni e ho condiviso questo metodo con la famiglia e gli amici. Quanto più si sa di mangiare e bere sano, tanto prima si vorranno cambiare gli stili di vita e le abitudini alimentari.

La nutrizione è una parte fondamentale nel processo di mantenersi in buona salute e vivere più a lungo, quindi meglio iniziare da subito. Il primo passo è il più importante e il più significativo.

INTRODUZIONE

54 Ricette Per Diabetici Per Controllare La Tua Condizione, Naturalmente: Scelte Alimentari Sane Per Tutti I Diabetici

Di Joe Correa CSN

Il diabete si verifica a causa della incapacità del pancreas di produrre insulina. Il diabete di tipo 1 è classificato come una malattia autoimmune. È una condizione in cui il sistema immunitario dell'organismo "attacca" i propri tessuti e organi. Ciò conduce ad un completa distruzione delle cellule che producono insulina e che si trovano nel pancreas.

La malattia non si verifica spesso, però, ci sono alcune variazioni significative nel mondo. Ad esempio, in Europa e negli Stati Uniti, il numero di persone colpite è diverso nei diversi Paesi. Si suppone sia correlata alla crescente tendenza verso l'obesità nella nostra società. Negli ultimi 30 anni, il numero di persone affette da diabete è triplicato. Tuttavia, l'obesità non spiega l'aumento del diabete di tipo 1 nei bambini, ma alcune ricerche suppongono che sia altamente legato alla dieta e allo stile di vita poco sani.

I sintomi principali sono gli stessi per tutti - bambini e adulti. Di solito, questi sintomi si verificano entro poche settimane e includono sete, perdita di peso, stanchezza, minzione frequente, ecc., sintomi che sono più specifici nei bambini ovvero mal di pancia, mal di testa, o di comportamento.

I medici diagnosticano il diabete quando un paziente è affetto da una storia inspiegabile di malattia o dolore addominale che si protrae per un paio di settimane. Se ti hanno diagnosticato il diabete, dovrai farti seguire da uno specialista. Il trattamento specifico del diabete e la maggior parte delle sue cure vengono gestiti negli ospedali, piuttosto che dai medici di famiglia. Tuttavia, al termine della giornata, sarai tu da solo con la tua malattia ed è tuo il compito di mantenere una dieta sana.

In questo libro, troverai alcune deliziose ricette e suggerimenti da seguire durante la cottura del cibo per diabetici. Per aiutarti a iniziare con questo stile di cucina, avrai un elenco di ricette. È sufficiente seguire le istruzioni e iniziare il tuo nuovo stile di vita nutrizionale. La parte migliore di questo è che non c'è bisogno di essere un esperto di cucina per raggiungere il gusto desiderato e l'effetto benefico del cibo. Le ricette di questo libro sono abbastanza semplici da preparare.

54 RICETTE PER DIABETICI PER CONTROLLARE LA TUA CONDIZIONE, NATURALMENTE: SCELTE ALIMENTARI SANE PER TUTTI I DIABETICI

Ricette per la colazione

1. Frittelle di grano potenti

Ingredienti:

1/3 tazza di farina per tutti gli usi

½ tazza di latte scremato

1 cucchiaio di lievito in polvere

½ cucchiaino di sale

3 cucchiai di dolcificante

1 uovo

2 cucchiai di olio d'oliva

Preparazione:

Unire gli ingredienti in una ciotola e mescolare bene con una forchetta o un miscelatore elettrico. Si desidera ottenere un bel composto omogeneo e spumoso. Coprire e lasciar riposare per circa 10 minuti.

Far scaldare l'olio in una padella. Utilizzare circa ½ tazza di miscela per pancake per fare una frittella. Friggere per circa 1-2 minuti su ogni lato e servire.

Cospargere con cioccolato fuso, fragole, panna montata o altro, qualsiasi ingrediente non zuccherato.

Come preparare il cioccolato fuso da guarnizione senza zucchero?

Ingredienti:

4 oz cioccolato amaro (85% di cacao)

1 tazza di panna montata

½ tazza di olio di cocco

8 cucchiai di sciroppo d'agave

2 cucchiai di cacao amaro in polvere

2 cucchiaini di estratto di vaniglia liquida

Preparazione:

Riscaldare l'olio di cocco a fuoco medio. Sciogliere il cioccolato e mescolare in sciroppo d'agave, cacao in polvere, estratto di vaniglia e panna montata. Mescolare bene usando un miscelatore elettrico.

Utilizzare sopra le frittelle.

Informazioni nutrizionali per porzione: Kcal: 312 Proteine: 14.5g, Carboidrati: 42g, Grassi: 18g, Sodio: 350mg

2.   Mousee di More senza zucchero

Ingredienti:

½ tazza di more

¼ di tazza di lamponi

1 fetta di medie dimensioni di melone

2 tazze di latte scremato

½ tazza di panna senza zucchero

una manciata di fiocchi d'avena

cannella qb

Preparazione:

Mettere gli ingredienti in un frullatore e dare l'impulso per unire.

Informazioni nutrizionali per porzione: Kcal: 97 Proteine: 16g, Carboidrati: 24g, Grassi: 9g, Sodio: 128mg

3.   Porridge alla banana

Ingredienti:

½ tazza di fiocchi d'avena

1 tazza di acqua

1 tazza di latte di mandorla

1 banana, affettata

1 cucchiaio di mix LSA

Uva sultanina a piacere

1 cucchiaio di miele di manuka (o sciroppo d'acero puro)

1 cucchiaino di cannella, in polvere

Preparazione:

Portare una tazza di acqua ad ebollizione. Aggiungere l'avena e cuocere per un paio di minuti.

Ridurre il fuoco e aggiungere una tazza di latte di mandorla. Fate bollire fino a quando l'avena diventa morbida. Incorporare le banane a fette, cannella, miele, un cucchiaino di mix LSA e uva sultanina a piacere.

Servire subito.

Informazioni nutrizionali per porzione: Kcal: 256 Proteine: 31.3g, Carboidrati: 24g, Grassi: 11g, Sodio: 154mg

4. Mango Super con farina d'avena

Ingredienti:

1 confezione di farina d'avena rapida

½ tazza di mango tritato

1 cucchiaino di sciroppo di agave o miele grezzo

¼ cucchiaino di cannella

Preparazione:

Utilizzare le indicazioni sulla confezione per cucinare l'avena.

Mescolare con sciroppo d'agave e cannella per bene.

Cospargere di mango e servire.

Informazioni nutrizionali per porzione: Kcal: 219 Proteine: 14g, Carboidrati: 29g, Grassi: 10g, Sodio: 190mg

5.   Mandorle e mele con avena

Ingredienti:

½ tazza di fiocchi d'avena

1 tazza di acqua

1 mela, sbucciata e grattugiata

1 mela, a fette

2 cucchiai di yogurt alle mandorle, senza zucchero

1 cucchiaino di cannella, in polvere

Preparazione:

Far bollire l'acqua e aggiungere l'avena. Cuocere (2-3 minuti) e ridurre il calore.

Aggiungere una mela grattata un cucchiaino di cannella. Far bollire per altri dieci minuti. Togliere dal fuoco.

Cospargere di yogurt alla mandorla e mela a fette. Servire caldo.

Informazioni nutrizionali per porzione: Kcal: 190 Proteine: 12g, Carboidrati: 35g, Grassi: 8.9g, Sodio: 219mg

6.   Farina d'avena con mandorle e cannella

Ingredienti:

1 confezione di avena a cottura rapida

¼ di tazza di mandorle tostate, tritate

1 cucchiaino di cannella

1 cucchiaino di sciroppo di agave

2 once di mango a fette

Preparazione:

Far bollire l'acqua e aggiungere l'avena. Cuocere (per diversi minuti) e ridurre il calore.

Mescolare con cannella e sciroppo d'agave. Cospargere con mandorle e fette di mango.

Servire caldo.

Informazioni nutrizionali per porzione: Kcal: 119 Proteine: 17g, Carboidrati: 27g, Grassi: 9g, Sodio: 158mg

7. Panna Pancakes

Ingredienti:

½ tazza di farina per tutti gli usi

1 uovo

1 tazza di latte di cocco, senza zucchero

1 tazza di lamponi

1 cucchiaino di estratto di vaniglia, senza zucchero

Olio da cucina

2 tazze di panna montata per servire, senza zucchero

Preparazione:

Unire la farina e l'estratto di vaniglia in una ciotola capiente. Delicatamente frustare latte di cocco e un uovo. Mescolare bene con un miscelatore elettrico.

Stendere un po' di olio da cucina su una piccola padella antiaderente.

Versare circa ½ tazza di miscela del pancake e cuocere per circa tre minuti per ogni lato.

Guarnire con un cucchiaio di panna montata e lamponi.

Informazioni nutrizionali per porzione: Kcal: 298 Proteine: 31g, Carboidrati: 42g, Grassi: 26g, Sodio: 335mg

8.   Mirtillo dolce e selvaggio

Ingredienti:

1 tazza di frutti di bosco

2 tazze di latte scremato

1 cucchiaino di miele (può essere sostituito con sciroppo d'agave)

1 cucchiaio di semi di zucca

½ tazza di acqua

¼ cucchiaino di cannella

Preparazione:

Unire gli ingredienti in un frullatore e dare l'impulso per unire.

Informazioni nutrizionali per porzione: Kcal: 98 Proteine: 30g, Carboidrati: 26g, Grassi: 4g, Sodio: 146mg

9. Semplicemente Vaniglia e Avena

Ingredienti:

¾ tazza di fiocchi d'avena

1 piccola mela, sbucciata e tritata finemente

1 cucchiaino di estratto di vaniglia senza glutine

½ tazza di latte di mandorle

acqua

Preparazione:

Mettere l'avena in una ciotola e coprire con acqua. Lasciar riposare per un po' in ammollo per farla ammorbidire. Scolare e trasferire in una pentola.

Aggiungere la mela tritata, mescolare con l'avena, e versare circa una tazza di acqua filtrata.

Portare a ebollizione e ridurre il calore al minimo. Mescolare l'estratto di vaniglia e il latte di mandorla. Mescolare bene.

Far cuocere per qualche minuto, mescolando continuamente.

Una volta fatto, cospargere con un po' di cannella e servire.

Informazioni nutrizionali per porzione: Kcal: 226 Proteine: 19g, Carboidrati: 21g, Grassi: 7g, Sodio: 198mg

10. Divertimento notturno

Ingredienti:

½ tazza di avena senza glutine

1 tazza di latte di mandorle zuccherato

1 cucchiaino di cannella in polvere

½ mela di medie dimensioni, affettata

¼ di tazza di noci

1 cucchiaino di sciroppo d'acero

Preparazione:

Portare una tazza di latte di mandorle ad un punto di ebollizione. Aggiungere l'avena e cuocere brevemente per alcuni minuti. Ridurre il fuoco al minimo e mantecare con cannella in polvere e sciroppo d'acero. Mescolare bene e cuocere per diversi minuti, o fino a quando l'avena è ammorbidita.

Togliere dal fuoco e far raffreddare per un po'. Coprire e lasciare in frigorifero per una notte.

Guarnire con noci e mele a fette. È possibile aggiungere un po' di sciroppo d'acero, se necessario.

Informazioni nutrizionali per porzione: Kcal: 220 Proteine: 14g, Carboidrati: 35g, Grassi: 11g, Sodio: 230mg

11. Panna montata Parfait

Ingredienti:

2 tazze di fragole

1 tazza di panna montata

¼ di tazza di noci

Preparazione:

Lavare le fragole, pulirle e affettarle finemente. Mescolare un po' la panna.

Mettere da parte un paio di pezzi di fragole per la decorazione, e schiacciare il resto.

Fare dei livelli nella tazza per servire. In primo luogo è necessario uno strato di fragole. Continuare con uno strato di panna montata e terminare con uno strato di noci. Ripetere il processo fino a quando non sono stati utilizzati tutti gli ingredienti e guarnire con noci tritate e fragole.

Informazioni nutrizionali per porzione: Kcal: 90 Proteine: 26g, Carboidrati: 29g, Grassi: 5g, Sodio: 150mg

12. Muffins senza zucchero

Ingredienti:

1 tazza di crusca di avena

1 tazza di grano integrale o di farina di segale

1 cucchiaino di lievito in polvere

1 cucchiaino di vaniglia in polvere, senza zucchero

2 cucchiai di olio di girasole spremuto a freddo

2 cucchiai di Stevia

3 cucchiai di acqua

1 uovo

2 cucchiai di succo di limone

1 tazza di mirtilli

Preparazione:

Preriscaldare il forno a 350° F. Ingrassare gli stampi da muffin e mettere da parte.

Mescolare crusca di avena, farina, lievito e vaniglia in polvere in una ciotola.

Unire olio, Stevia, acqua, uova e succo di limone. Delicatamente sbattere questa miscela nella miscela secca. Unire mirtilli e scorza di limone.

Versare negli stampi e cuocere per 15 minuti.

Informazioni nutrizionali per porzione: Kcal: 317 Proteine: 21.5g, Carboidrati: 39g, Grassi: 18g, Sodio: 361mg

13. Farina d'avena con le more

Ingredienti:

1 tazza di fiocchi d'avena

½ tazza di more

1 cucchiaino di sciroppo di agave

Preparazione:

Mettere l'avena in una ciotola e coprire con acqua. Lasciar riposare per un po' in ammollo per farla ammorbidire. Scolare e trasferire in una pentola. Aggiungere acqua sufficiente a coprire e portare ad ebollizione. Far cuocere per cinque minuti.

Trasferire su un piatto da portata e mescolare con sciroppo d'agave, guarnire con le more.

Informazioni nutrizionali per porzione: Kcal: 219 Proteine: 8,7 g, Carboidrati: 29g, Grassi: 5.9g, Sodio: 187mg

14.   Uova strapazzate con lamponi

Ingredienti:

2 uova

½ tazza di lamponi

1 cucchiaino di sciroppo di agave

2 cucchiai di panna montata senza zucchero

2 cucchiai di olio d'oliva

Preparazione:

Far scaldare l'olio d'oliva a fuoco medio-alto.

Sbattere le uova e friggere per 2 minuti, mescolando continuamente.

In una piccola ciotola, unire lamponi, sciroppo d'agave e panna montata.Guarnire con le uova o servire separatamente.

Informazioni nutrizionali per porzione: Kcal: 189 Proteine: 34g, Carboidrati: 19g, Grassi: 21g, Sodio: 206mg

Ricette per il pranzo

15. Uova con avocado e rosmarino

Ingredienti:

3 avocado medi maturi, tagliati a metà

6 uova

1 pomodoro medio tritato finemente

3 cucchiai di olio d'oliva

2 cucchiaini di rosmarino essiccato

Sale e pepe a piacere

Preparazione:

Preriscaldare il forno a 350 gradi F. Togliere la polpa dal centro degli avocado tagliati a metà. Mettere un uovo e un pomodoro tritato in ogni mezzo avocado e cospargere di rosmarino, sale e pepe. Ungere la teglia con l'olio d'oliva e metterci l'avocado. Utilizzare una piccola teglia in modo che le metà degli avocado stiano l'una contro l'altra. Mettere in forno per circa 15-20 minuti.

Informazioni nutrizionali per porzione: Kcal: 280 Proteine: 28g, Carboidrati: 41g, Grassi: 20g, Sodio: 303mg

16.   Pancake sfiziosi

Ingredienti:

1 tazza di farina comune

2 uova

½ cucchiaino di sale

1 cucchiaio di panna acida

2 cucchiaini di lievito in polvere

1 tazza di latte scremato

1 tazza di ricotta

1 tazza di spinaci, cotti e scolati

Olio light per ungere

Preparazione:

Unire la farina, le uova, il sale, la panna acida, il lievito, e 1 tazza di latte in una ciotola. Mescolare bene con una frusta elettrica fino a quando la miscela diventa piacevole e liscia. Coprire e lasciar riposare per 15 minuti.

In un'altra ciotola, mescolare la ricotta con gli spinaci scolati. Sbattere bene con una forchetta. Mettere da parte.

Cospargere qualche spruzzo di olio light su una padella. Usare ¼ di impasto per fare una frittella sottile. Friggere il pancake per circa 10-15 secondi su ogni lato. Questa miscela dovrebbe creare 6 frittelle.

Stendere 1 cucchiaio di composto di formaggio su ogni frittella e servire.

Informazioni nutrizionali per porzione: Kcal: 302 Proteine: 36g, Carboidrati: 18g, Grassi: 18g, Sodio: 355mg

17. Patate dolci con albume d'uovo

Ingredienti:

4 patate di media dolci, sbucciate

6 uova

2 cipolle medie, sbucciate

1 cucchiaio di aglio in polvere

4 cucchiai di olio d'oliva

½ cucchiaino di sale marino

¼ cucchiaino di pepe macinato

Preparazione:

Preriscaldare il forno a 350 gradi F. Stendere 2 cucchiai di olio d'oliva in una teglia di medie dimensioni. Mettere le patate in una teglia da forno. Cuocere per circa 20 minuti. Togliere dal forno e lasciarla raffreddare per un po'. Impostare il calore del forno a 200 gradi F.

Nel frattempo, tritare le cipolle in piccoli pezzi. Separare gli albumi dai tuorli. Tagliare le patate a fette spesse e metterle in una ciotola. Aggiungere le cipolle tritate, 2 cucchiai di olio d'oliva, albume d'uovo, aglio, sale marino e pepe. Mescolare bene.

Stendere il composto sopra una teglia da forno e cuocere per altri 15-20 minuti.

Informazioni nutrizionali per porzione: Kcal: 390 Proteine: 38g, Carboidrati: 40 g, Grassi: 26g, Sodio: 380mg

18. Ravioli di spinaci

Ingredienti:

Per i ravioli

2 ½ tazze di farina comune

½ tazze di acqua

3 uova

3 albumi

½ cucchiaino di sale

3 cucchiai di olio d'oliva

Per il ripieno

2 cucchiai di olio d'oliva

2 tazze di spinaci tritati

1 tazza di ricotta

1 tazza di yogurt light

¼ di cucchiaino di sale

¼ cucchiaino di pepe

Preparazione:

In una grande ciotola, unire farina, acqua, uova, olio d'oliva e sale. Fare un impasto liscio. Coprire e lasciar riposare in un luogo caldo per circa 30 minuti.

Far bollire gli spinaci in acqua salata, scolare e tagliare. Mescolarli con ricotta, yogurt, olio, sale e pepe.

Stendere la pasta sottile, ritagliare dei cerchi usando gli stampi e mettere in ogni cerchio un cucchiaio di ripieno. Girare la seconda parte della pasta e premere i bordi con una forchetta in modo che il ripieno non si stacchi.

Cuocere i ravioli in acqua bollente a cui è stato aggiunto un po' di sale e olio d'oliva. Si dovrebbero cuocere circa 15 minuti. Togliere dal tegame e scolare. Servire con qualche condimento di tipo light (questo è opzionale).

Informazioni nutrizionali per porzione: Kcal: 390 Proteine: 41g, Carboidrati: 45g, Grassi: 26g, Sodio: 398mg

19. Maccheroni al tonno

Ingredienti:

1 tazza di tonno tritato

½ tazza di panna acida light

2 tazze di maccheroni di farina di riso

1 cucchiaino di sale marino

1 cucchiaino di olio d'oliva

1 cucchiaio di olio vegetale

Poche olive per la decorazione (opzionali)

Preparazione:

Versare 3 tazze di acqua in una pentola. Portare a ebollizione e aggiungere maccheroni e il sale. Far bollire i maccheroni per circa 3 minuti (i maccheroni farina di riso richiedono meno tempo per cucinare). È inoltre possibile utilizzare le istruzioni riportate sulla confezione per cuocere i maccheroni, per sicurezza. Togliere dal fuoco e scolare.

In una ciotola, unire il tonno al naturale con la panna acida. Schiacciare bene con una forchetta.

In una grande casseruola, sciogliere 1 cucchiaino di olio d'oliva e aggiungere 1 cucchiaio di olio vegetale. Riscaldare a temperatura media e aggiungere il tonno. Friggere per circa 15-20 minuti mescolando occasionalmente. Aggiungere i maccheroni e mescolare per bene. Coprire il tegame e far riscaldare il piatto. Servire caldo con alcune olive.

Informazioni nutrizionali per porzione: Kcal: 350 Proteine: 36g, Carboidrati: 38g, Grassi: 18g, Sodio: 340 mg

20.   Cosce di pollo

Ingredienti:

2 libbre di cosce di pollo

2 cipolle medie, tritate

2 piccolo peperoncino

1 tazza di brodo di pollo

¼ di tazza di succo d'arancia appena spremuto, non zuccherato

1 cucchiaino di estratto di arancia, senza zucchero

2 cucchiai di olio d'oliva

1 cucchiaino di spezie in mix per barbecue

1 piccola cipolla rossa tritata

Preparazione:

Far scaldare l'olio in una grande casseruola. Aggiungere le cipolle tritate e friggere per alcuni minuti, a temperatura media - fino a doratura.

Unire peperoncino, succo d'arancia e estratto di arancia. Mescolare bene in un robot da cucina per 20-30 secondi. Aggiungere il composto in una casseruola e mescolare bene. Ridurre il calore e cuocere a fuoco lento.

Spolverare il pollo con il mix di spezie e mettere in una casseruola. Aggiungere il brodo di pollo e portarlo ad ebollizione. Cuocere a una temperatura media fino a quando l'acqua evapora. Togliere dal fuoco.

Preriscaldare il forno a 350 gradi F. Mettere il pollo in una grande teglia. Cuocere per circa 15 minuti per ottenere una pelle bella croccante, dal colore marrone dorato.

Informazioni nutrizionali per porzione: Kcal: 180 Proteine: 41g, Carboidrati: 14g, Grassi: 30 g, Sodio: 80mg

21. Bistecca di vitello alla griglia con verdure

Ingredienti:

1 chilo di bistecca di vitello, di spessore circa 1 pollice

1 peperone rosso medio

1 peperone verde medio

1 piccola cipolla, tritata finemente

3 cucchiai di olio d'oliva

Sale e pepe a piacere

Preparazione:

Lavare e asciugare la bistecca con una carta da cucina. Riscaldare l'olio d'oliva a media temperatura in una padella e friggere per circa 20 minuti (circa 10 per lato). Togliere dal fuoco e mettere da parte.

Lavare e tagliare le verdure a listarelle sottili. Aggiungere un po' di sale e pepe. Mettere in una padella a grigliare e far cuocere per circa 15 minuti mescolando continuamente.

Servire subito.

Informazioni nutrizionali per porzione: Kcal: 350 Proteine: 39g, Carboidrati: 32g, Grassi: 18g, Sodio: 111mg

22.　Pollo e riso

Ingredienti:

1 chilo di cosce di pollo

1 tazza di riso integrale

3 tazze di brodo di pollo

1 piccola cipolla, tritata

1 carota grande, tritata

½ tazza di carciofi, cotto

½ tazza di fagioli verdi, cotti e scolati

½ cucchiaino di sale

¼ cucchiaino di pepe

Preparazione:

Mettere il pollo in una pentola profonda. Aggiungere cipolle e brodo per coprire circa la metà della carne. Portare ad ebollizione e cuocere a fuoco medio fino a quando la carne è morbida. Togliere dal fuoco e versare in un piatto da forno.

Aggiungere gli altri ingredienti e mescolare con cura.

Preriscaldare il forno a 250 gradi F. Cuocere coperto per circa 30 minuti, o fino a quando il riso è cotto, mescolando più volte durante la cottura.

Informazioni nutrizionali per porzione: Kcal: 209 Proteine: 45g, Carboidrati: 42g, Grassi: 24g, Sodio: 189mg

23. Arrosto di agnello con riso

Ingredienti:

2 chili di costolette di agnello, disossate

1 tazza di riso

2 ½ tazza di acqua

1 cucchiaino di curcuma in polvere

5 cucchiai di olio d'oliva

¼ di tazza di succo di limone appena spremuto

3 spicchi d'aglio, tritati

½ cucchiaino di sale marino

½ cucchiaino di pepe macinato

1 cucchiaio di farina per tutti gli usi

¼ di tazza di acqua

Preparazione:

Far bollire 2 ½ tazze di acqua e aggiungere il riso. Cuocere a temperatura media per circa 10 minuti, o fino a quando l'acqua evapora. Togliere dal fuoco e aggiungere la curcuma. Questo darà al riso un bel colore dorato, ma servirà anche ad aggiungere alcuni sorprendenti valori nutrizionali al cibo. Coprire il riso e mettere da parte.

Lavare e asciugare le costolette. Far scaldare l'olio d'oliva a temperatura media. Aggiungere le costolette in una padella e far cuocere per circa 10 minuti su ogni lato. Ridurre il fuoco al minimo e aggiungere la farina, l'aglio tritato, il succo di limone, sale, pepe e un po' d'acqua (¼ tazza dovrebbe essere sufficiente). Mescolare bene e cuocere per circa 15 minuti.

Servire con il riso.

Informazioni nutrizionali per porzione: Kcal: 355 Proteine: 46g, Carboidrati: 42g, Grassi: 31g, Sodio: 389mg

24.   Fette di salmone croccante

Ingredienti:

1 chilo di salmone fresco, tagliato a fette da 1 pollice

1 tazza di panna acida

1 tazza di yogurt greco

1 cucchiaio di aglio in polvere

2 uova

½ cucchiaino di sale marino

1 cucchiaio di prezzemolo secco

2 cucchiai di olio di canola

Preparazione:

Unire panna acida, yogurt greco, uova, aglio in polvere, sale, prezzemolo in una ciotola. Mettere le fette di salmone, coprire e far marinare per circa un'ora.

Preriscaldare il forno a 350 gradi F. Versare le fette di salmone con la marinata in una piccola pirofila. Cuocere in forno per 35 minuti. Togliere dal forno e servire con la marinata.

Valori nutrizionali per porzione:

Informazioni nutrizionali per porzione: Kcal: 388 Proteine: 39g, Carboidrati: 28g, Grassi: 26g, Sodio: 180mg

Spuntini senza zucchero

25.   Frittelle alle fragole fresche

Ingredienti:

1 tazza di farina comune

2 uova

2 cucchiaini di dolcificante

1 cucchiaino di estratto di vaniglia, senza zucchero

1 cucchiaio di panna acida

2 cucchiaini di lievito in polvere

1 tazza di latte scremato

1 tazza di fragole fresche

2 cucchiai di olio per friggere

Preparazione:

Unire tutti gli ingredienti secchi in una ciotola grande. Mescolare bene e frustare delicatamente in 1 tazza di latte, 2 uova e 1 cucchiaio di panna acida. Coprire e lasciar riposare per circa 7-10 minuti.

Nel frattempo, versare un po' di olio su una padella antiaderente e preriscaldarla a temperatura media. Circa 1 cucchiaio di olio sarà sufficiente per le prime due frittelle. È possibile aggiungere ancora un po' di olio in seguito. Versare un po' di miscela sulla padella. Friggere per circa un minuto su un lato, capovolgere e cuocere per un altro minuto sull'altro lato, fino a doratura di entrambi i lati. Trasferire in un piatto.

Decorare ogni frittella con fragole fresche e servire.

Informazioni nutrizionali per porzione: Kcal: 300 Proteine: 15g, Carboidrati: 40 g, Grassi: 16g, Sodio: 355mg

26.   Bastoncini di formaggio

Ingredienti:

1 tazza di farina per tutti gli usi

1/2 cucchiaio di lievito in polvere

1 uovo

1 cucchiaio di margarina

1 tazza di formaggio grattugiato Gouda

½ tazza di latte scremato

Olio per friggere

Preparazione:

Unire in una ciotola tutti gli ingredienti e utilizzare un miscelatore elettrico per ottenere un impasto liscio. Stendere l'impasto e creare dei bastoncini spessi 1 pollice.

Preriscaldare ½ tazza di olio in una padella antiaderente profonda, a fuoco alto. Aggiungere i bastoncini di formaggio e friggere per un paio di minuti.

Utilizzare un foglio di carta da cucina per assorbire l'olio in eccesso.

Servire caldo.

Informazioni nutrizionali per porzione: Kcal: 412 Proteine: 41g, Carboidrati: 35g, Grassi: 26g, Sodio: 487mg

27. Cupcake di frutta

Ingredienti:

Impasto per Cupcake (congelato)

Per la glassa:

1 tazza di miele

½ tazza di stevia

Frutta affettata a scelta

Preparazione:

Preriscaldare il forno a 300 gradi F. Utilizzare uno stampo per cupcake su una teglia da forno. Aggiungere due cucchiai di impasto per cupcake in ogni stampino. Cuocere per circa 20 minuti, a 300 gradi. Togliere dal forno e disporre i frutti in cima. Sbattere insieme gli ingredienti liquidi in una piccola ciotola. Versare il composto sopra le tortine e cuocere per altri 5-6 minuti.

Informazioni nutrizionali per porzione: Kcal: 312 Proteine: 36g, Carboidrati: 44g, Grassi: 29g, Sodio: 690mg

28. Biscotti d'avena

Ingredienti:

1 ½ tazza di fiocchi d'avena

½ tazza di burro di arachidi

¼ di tazza di mandorle tritate

3 cucchiai di sciroppo di agave

1 cucchiaio di semi di chia tritati

1 cucchiaio di estratto di vaniglia, senza zucchero

3 tazze di latte scremato

Preparazione:

Mettere una tazza di fiocchi d'avena in una ciotola. Aggiungere gli altri ingredienti secchi e mescolare per unire.

A questo punto aggiungere burro di arachidi e sciroppo d'agave. Mescolare bene e versare delicatamente il latte e l'estratto di vaniglia. Formare dei biscotti usando le mani, mettere in forno preriscaldato. Cuocere in forno a 350° F per 20 minuti.

Informazioni nutrizionali per porzione: Kcal: 320, Proteine: 41g, Carboidrati: 56g, Grassi: 19g, Sodio: 519mg

29. Formaggio fuso

Ingredienti:

una tazza di ricotta fresca

1 tazza di panna acida

spezie ed erbe aromatiche a piacere (cipolle, erba cipollina, peperoncino, basilico fresco, ecc)

sale e pepe

2 fette di pane integrale

Preparazione:

Mescolare il formaggio e la panna acida, aggiungere le spezie preferite e mescolare bene. Si può servire il piatto come antipasto, secondo o snack.

Informazioni nutrizionali per porzione: Kcal: 340 Proteine: 44g, Carboidrati: 59g, Grassi: 21g, Sodio: 615mg

30. Purea di mele fatta in casa

Ingredienti:

5-6 mele medie dimensioni (mele Alkmene)

1 cucchiaino di cannella in polvere

6 cucchiai di Stevia

4 tazze di acqua

Preparazione:

Lavare e sbucciare le mele. Tagliare in quarti e togliere il nocciolo. Metterle in una pentola capiente e versare acqua sufficiente a coprirle (4 tazze andranno bene). Portarle ad un punto di ebollizione e continuare la cottura fino a renderle morbide. Mescolare di tanto in tanto. Dopo circa 20 minuti, togliere dal fuoco e scolare. Lasciarle raffreddare per un po' e schiacciarle con una forchetta. Aggiungere Stevia e cannella in polvere.

Mettere in frigorifero per 30 minuti prima di servire.

Informazioni nutrizionali per porzione: Kcal: 98 Proteine: 7g, Carboidrati: 38g, Grassi: 5g, Sodio: 140mg

31. Palline di frutta

Ingredienti:

1 tazza di mandorle tritate

½ tazza di burro di arachidi

½ tazza di sciroppo di agave

2 cucchiai di semi di chia tritati

¼ di tazza di polvere di cacao grezzo, non zuccherato

¼ di tazza di cioccolato fondente grattugiato, senza zucchero

¼ tazza di latte

Preparazione:

Unire gli ingredienti in una ciotola e mescolare bene. Formare le palline con le mani e mettere in frigo per circa 30 minuti.

Informazioni nutrizionali per porzione: Kcal: 360 Proteine: 11.5g, Carboidrati: 42g, Grassi: 18g, Sodio: 414mg

32.   Yogurt cremoso

Ingredienti:

1 tazza di yogurt turco

1 cucchiaio di panna montata a basso contenuto di grassi, non zuccherata

1 albume d'uovo

2 cucchiaini di miele

½ cucchiaino di estratto di vaniglia, senza zucchero

Preparazione:

Per questa ricetta facile, unire 1 cucchiaio di panna montata con 1 tazza di yogurt turco, 1 albume d'uovo, ½ cucchiaino di estratto di vaniglia e 2 cucchiai di miele. Utilizzare una forchetta o un mixer elettrico per ottenere un composto omogeneo. Lasciar raffreddare in frigorifero.

Informazioni nutrizionali per porzione: Kcal: 119 Proteine: 33g, Carboidrati: 7g, Grassi: 17g, Sodio: 150mg

33. Macedonia

Ingredienti:

1 tazza di frutti a piacere, a fette (ad esempio mela, pesca, uva, mirtilli)

2 cucchiai di panna montata light

1 cucchiaio di miele

Preparazione:

Unire i frutti in una grande ciotola. Aggiungere il miele e mescolare bene. Decorare con panna montata. Servire freddo.

Informazioni nutrizionali per porzione: Kcal: 190 Proteine: 21g, Carboidrati: 44g, Grassi: 12g, Sodio: 143mg

34.   Salsa di Avocado

Ingredienti:

2 avocado maturi, snocciolati e tagliati a dadini

½ tazza di cipolle tritate

2 peperoni jalapeno, senza semi e tritati

3 lime biologici, in succo

2 cucchiai di olio extra vergine di oliva

2 cucchiai di foglie di coriandolo fresco tritato

Sale e pepe nero schiacciato, a piacere

Preparazione:

Unire insieme tutti gli ingredienti della salsa in una grande ciotola e mescolare bene con una frusta elettrica. Coprire e raffreddare per l'uso.

Informazioni nutrizionali per porzione: Kcal: 219 Proteine: 17g, Carboidrati: 44g, Grassi: 24g, Sodio: 180mg

35.　Purea di cavolfiore

Ingredienti:

2 tazze di cavolfiore, tritati

acqua

½ tazza di latte scremato

1 cucchiaio di yogurt greco, senza zucchero

sale

1 cucchiaino di menta secca (o qualsiasi altro condimento a scelta)

Preparazione:

Lavare e tagliare grossolanamente il cavolfiore. Far cuocere per circa 15-20 minuti in acqua salata. Una volta fatto, scolare e schiacciare con una forchetta. Aggiungere latte, yogurt greco, e mescolare bene fino ad avere un impasto omogeneo. Meglio forse usare un miscelatore elettrico. Aggiungere un po' di sale, e cospargere di menta essiccata (a piacere).

Informazioni nutrizionali per porzione: Kcal: 119 Proteine: 36g, Carboidrati: 19g, Grassi: 17g, Sodio: 121mg

36. Purea di uovo e avocado

Ingredienti:

2 uova

1 tazza di latte scremato

1 cucchiaio di panna acida

1 avocado maturo

qualche foglia di menta

sale qb

Preparazione:

Per prima cosa far bollire le uova. Togliere dal fuoco e lasciarle raffreddare. Sbucciare e tagliare le uova. Aggiungere un pizzico di sale e lasciare in frigorifero per circa 30 minuti. Nel frattempo, sbucciare e tritare l'avocado. Mettere in un frullatore. Aggiungere il latte, le uova, la panna e le foglie di menta. Mescolare bene per circa 30 secondi. Servire freddo.

Informazioni nutrizionali per porzione: Kcal: 216 Proteine: 35g, Carboidrati: 39g, Grassi: 28g, Sodio: 189mg

37. Patatine di cavolo

Ingredienti:

1 cucchiaio di sale cristallino dell'Himalaya

1 mazzetto di cavolo

Preparazione:

Preriscaldare il forno a 350 gradi F. Prendere una teglia e rivestirla con carta da forno. Usare un coltello per rimuovere le foglie dal cavolo. Assicurarsi di non lasciare alcuno stelo. Tagliare le foglie masticabili, in pezzi piccoli. Lavare il cavolo.

Cuocere il cavolo fino a quando i bordi sono marroni e aggiungere del sale a piacere. Questo non dovrebbe richiedere più di 15 minuti.

Informazioni nutrizionali per porzione: Kcal: 89 Proteine: 2.9g, Carboidrati: 28g, Grassi: 0,4 g, Sodio: 140mg

38. Pizza alla frutta

Ingredienti:

2 pere

1 mela

1 tazza di lamponi

qualche fetta di ananas

1 tazza di pesche, ciliegie, fichi (opzionale)

½ tazza di latte scremato

1 pasta per pizza

1 arancia

1 limone

Panna da montare 1 tazza, senza zucchero

Preparazione:

Utilizzare le istruzioni riportate sulla confezione per preparare l'impasto.

Lavare e pulire i frutti. Sbucciare l'ananas e tagliare a cubetti i fichi, poi tagliaro arancia e limone con la scorza.

Mescolare la panna da montare con il latte fino ad ottenere un impasto liscio. Stendere la pasta e dividerla in quattro spicchi sui quali spalmare la miscela di latte e panna.

Cuocere per 15 minuti a 350° F.

Rimuovere la pizza dal forno e decorare con frutta. Rimettere in forno per altri cinque minuti.

Informazioni nutrizionali per porzione: Kcal: 440 Proteine: 25g, Carboidrati: 51G, Grassi: 21g, Sodio: 419mg

39.   Mix selvaggio di frutti di bosco

Ingredienti:

1 tazza di frutti di bosco misti

1 banana

1 mela

Preparazione:

Tagliare e sbucciare la mela e la banana. Tagliarle a pezzetti e mescolarle con i frutti di bosco. Raffreddare bene prima di servire.

Informazioni nutrizionali per porzione: Kcal: 225 Proteine: 3g, Carboidrati: 35g, Grassi: 0,9 g, Sodio: 162mg

Ricette per la cena

40. Verdure con Miele nel Wok

Ingredienti:

1 chilo di petto di pollo, disossato e senza pelle

1 peperone rosso medio, tagliato a strisce

1 peperone verde medio, tagliato a strisce

7-8 pezzi di mais baby

½ tazza di funghi champignon in scatola

1 tazza di cavolfiore

1 carota media, sbucciata e tagliata a strisce

1 cucchiaino di miele

Sale qb

1 cucchiaio di olio d'oliva

Preparazione:

Tagliare la carne a pezzi di dimensioni di un morso.

In un grande wok, riscaldare l'olio d'oliva a temperatura elevata. Aggiungere la carne di pollo e cuocere per circa 10 minuti mescolando continuamente. Rimuovere dal wok. Ora cuocere le verdure. In primo luogo aggiungere le strisce di carote e il cavolfiore. Essi hanno bisogno di più tempo per cuocere. Ora aggiungere i peperoni, il mais, i funghi e il miele. Cuocere per altri 5-7 minuti. Non cuocere troppo le verdure. Devono rimanere croccanti. Aggiungere la carne, mescolare bene e servire con riso.

Informazioni nutrizionali per porzione: Kcal: 319 Proteine: 45g, Carboidrati: 47g, Grassi: 29g, Sodio: 468mg

41. Funghi e carne

Ingredienti:

1 ½ chili di bistecche di manzo

2 cucchiai di olio vegetale

½ cucchiaino di sale

2 tazze di funghi champignon

Preparazione:

Lavare e asciugare le bistecche con carta da cucina.

In una padella, riscaldare l'olio vegetale a media temperatura. Friggere le bistecche per circa 5-7 minuti per ogni lato. Ridurre il fuoco al minimo e aggiungere i funghi. Coprire la padella e cuocere ancora per qualche minuto. Servire caldo.

Informazioni nutrizionali per porzione: Kcal: 345 Proteine: 51g, Carboidrati: 12 g, Grassi: 28g, Sodio: 169mg

42. Carne per l'inverno

Ingredienti:

2 libbre di manzo stufato

1 cucchiaio di olio vegetale

6 once di concentrato di pomodoro

2 carote, tagliate a strisce

1 grosso pomodoro, tritato

1 grossa cipolla tritata

1 tazza di funghi champignon

¼ cucchiaio di sale

1 foglia di alloro

2 ½ tazze di brodo di manzo

1 cucchiaino di timo secco

3 spicchi d'aglio tritati

Preparazione:

Scaldare una padella a fuoco alto. Scaldare l'olio vegetale e aggiungere la carne. Friggerla su entrambi i lati fino a quando diventa marrone. Una volta che la carne è leggermente marrone, abbasare la fiamma, poi mettere da parte. Nella stessa padella, soffriggere le cipolle, riportando la fiamma sul medio. Cuocere le cipolle per circa 5 minuti.

Versare il concentrato di pomodoro nella padella per raccogliere ogni residuo della carne di manzo e le cipolle. Dopo questo, versare il composto sopra la carne in una pentola profonda. Mettere tutti i rimanenti ingredienti e mescolare correttamente, specialmente se il liquido è denso. Coprire la pentola, impostare il fuoco al minimo e far cuocere per circa un'ora.

Informazioni nutrizionali per porzione: Kcal: 416 Proteine: 51g, Carboidrati: 42g, Grassi: 32g, Sodio: 557mg

43.   Muffin alla ricotta e spinaci

Ingredienti:

2 tazze di farina comune

1 cucchiaio di lievito in polvere

½ cucchiaino di sale

1 tazza di latte

2 uova

¼ di tazza di olio d'oliva

¼ di tazza di ricotta

¼ di tazza di spinaci, cotti e scolati

stampi per muffin

Preparazione:

In una grande ciotola, unire tutti gli ingredienti secchi. Delicatamente sbattere nel latte 2 uova. Mescolare bene con un miscelatore elettrico. Questo darà un impasto bello liscio per focaccine. A questo punto aggiungere gli spinaci e il formaggio nella pasta e mescolare bene di nuovo. Formare i muffin con gli stampi da muffin.

Preriscaldare il forno a 300 gradi F. Cuocere in forno per circa 25 minuti.

Informazioni nutrizionali per porzione: Kcal: 215 Proteine: 27g, Carboidrati: 35g, Grassi: 19g, Sodio: 199mg

44. Maionese fatta in casa con uova ripiene

Ingredienti:

6 uova (grandi, sode e pelate)

2/3 di tazza di maionese, fatta in casa

2 cucchiai di aneto sottaceto, tritato finemente

¼ di tazza di sedano a dadini

¼ di tazza di cipolla, tagliata a dadini finemente

1 tazza di polpa di granchio, cotto

1 cucchiaio di condimento vegetale

sale qb

pepe qb

Maionese fatta in casa

1 tuorlo d'uovo (di grandi dimensioni)

¼ di cucchiaino di sale

¼ di cucchiaino di senape

1 ½ cucchiaio di succo di limone appena spremuto

1 cucchiaino di aceto bianco

¾ tazza di olio di avocado (si può usare l'olio di noce di macadamia)

Preparazione:

Maionese fatta in casa:

Prendere una ciotola capiente e sbattere il tuorlo d'uovo, sale, senape, succo di limone e aceto bianco insieme fino a quando il tuorlo d'uovo comincia a cambiare colore e addensarsi. Versare lentamente ¼ di tazza di olio nella miscela, e sbattere vigorosamente per 1 minuto. Versare lentamente ¼ di tazza dopo 30 secondi, sbattere e aggiungere l'olio rimanente in una sola volta sbattendo di continuo, energicamente, fino ad ottenere un'emulsione densa e cremosa.

Uova farcite:

Tagliare le uova sode a metà, nel senso della lunghezza e utilizzare un piccolo cucchiaino per raccogliere i tuorli cucinati con cura senza danneggiare i bianchi. Mettere i bianchi da parte e inserire tutti i tuorli in una ciotola. Aggiungere la salamoia, il sedano, la maionese, cipolle, e un po' di sale e pepe. Utilizzando la forchetta, schiacciare i tuorli e mescolare il tutto fino a quando non sono ben amalgamati.

Ora, aggiungere la polpa di granchio al composto e mescolare delicatamente. Controllare il condimento e aggiungere sale se necessario. Prendere un bianco d'uovo e aggiungere un cucchiaio di miscela nella zona conca in cui è stato scavato il tuorlo, e posizionarlo da parte su un vassoio. Riempire tutti i tuorli in questo modo.

Informazioni nutrizionali per porzione: Kcal: 180 Proteine: 48g, Carboidrati: 17g, Grassi: 23g, Sodio: 214mg

45. Pomodoro tostato

Ingredienti:

1 tazza di pomodorini, tagliati a metà

1 tazza di cavolo rosso, tritato finemente

2 pezzi di petto di pollo, triturati in pezzi di grandi dimensioni

½ tazza di fagioli verdi, cucinati

½ tazza di mais, cotto

1 cucchiaio di salsa di peperoncino, senza zucchero

½ cucchiaino di sale

1 cucchiaino di aglio in polvere

1 cucchiaino di prezzemolo secco

¼ cucchiaino di pepe nero macinato

2 cucchiai di succo di limone fresco

1 cucchiaio di stevia

1 cucchiaino di origano secco

3 cucchiai di olio d'oliva

4 tortillas

Preparazione:

In una grande padella, unire pomodoro, origano e sale. Mescolare bene e friggere per 2-3 minuti, a media temperatura. Insaporire con pepe. Ora è possibile aggiungere la carne e far cuocere per circa 10-15 minuti, fino a quando assume un bel colore dorato. Aggiungere il resto degli ingredienti e coprire. Lasciar riposare per circa 10 minuti.

Cospargere ogni tortilla con la miscela di pollo e verdure. Servire caldo.

Informazioni nutrizionali per porzione: Kcal: 389 Proteine: 31g, Carboidrati: 49g, Grassi: 21g, Sodio: 414mg

46. Torta di spinaci

Ingredienti:

1 confezione (9 once) di spinaci freschi, tritati

4 uova intere

½ tazza di latte intero

2 once di formaggio feta sbriciolato

¼ di tazza di parmigiano grattugiato

½ tazza di mozzarella a pezzetti

1 cucchiaino di olio d'oliva

sale e pepe nero, a piacere

1 confezione di pasta frolla

Preparazione:

Preriscaldare il forno ad una temperatura di 350° F. Ungere leggermente una teglia con olio d'oliva e mettere da parte.

Mettere parte della pasta frolla sul fondo del piatto di cottura.

Sbattere le uova a fondo in una terrina, mescolare il latte e il parmigiano grattugiato e frullare fino a incorporare per bene e far riposare.

Mettere gli spinaci tritati sulla frolla unta e aggiungere il formaggio feta sbriciolato. Versare il composto di uova e coprire completamente con gli altri ingredienti. Posizionare un altro pezzo di frolla sulla parte superiore e cuocere per circa 40-45 minuti o fino a quando il formaggio è sciolto e leggermente dorato.

Togliere dal forno e lasciar riposare per 5 minuti prima di servire.

Informazioni nutrizionali per porzione: Kcal: 399 Proteine: 42g, Carboidrati: 44g, Grassi: 26g, Sodio: 415mg

47. Gameretti al limone

Ingredienti:

1 chilo di gamberetti freschi

1 limone biologico, a spicchi per guarnire

1 cucchiaio di rosmarino fresco, per servire

Per la marinatura

4 cucchiai di olio extra vergine di oliva

1 cucchiaino di aglio tritato

2 cucchiai di succo di limone biologico

½ cucchiaino di sale

½ cucchiaino di pepe nero schiacciato

½ cucchiaino di foglie di timo essiccate

½ cucchiaino di origano secco

Preparazione:

Unire insieme tutti gli ingredienti della marinata in una ciotola di medie e mescolare con cura. Mettere i gamberi e il limone in modo uniforme con la miscela marinata. Coprire la ciotola e raffreddare per almeno 1 ora.

Preriscaldare il grill a calore elevato e spazzolare le griglie con dell'olio. Inserire 2 o 3 gamberi su ogni spiedino, ungere con la marinata e grigliare per 3 minuti su ogni lato. Girare per cuocere l'altro lato per altri 3 minuti e trasferire in un piatto da portata.

Servire caldo con limoni a spicchi e spolverare con il prezzemolo tritato.

Informazioni nutrizionali per porzione: Kcal: 219 Proteine: 35g, Carboidrati: 19g, Grassi: 19g, Sodio: 161mg

48. Pizza verde

Ingredienti:

1 pasta per pizza di grano intero

¼ di tazza di salsa per pizza senza zucchero

½ tazza di spinaci tritati

1 piccolo cetriolo, tagliato a strisce

½ cipolla piccola, tritata

1 tazza di ricotta

¼ tazza di Gouda, grattugiato

2 cucchiai di parmigiano grattugiato

1 cucchiaio di olio d'oliva

Preparazione:

Preriscaldare il forno a 350 gradi F. Posare la pasta per pizza su una teglia. Stendere la salsa sopra la pasta. A questo punto aggiungere gli spinaci e le cipolle. Cospargere con ricotta e gouda grattugiato. Fare uno strato finale con parmigiano. Ungere con olio d'oliva. Cuocere per circa 10 minuti, tagliare e decorare con alcune strisce di cetriolo sulla parte superiore. Servire subito.

Informazioni nutrizionali per porzione: Kcal: 419 Proteine: 28g, Carboidrati: 46g, Grassi: 25g, Sodio: 660mg

49.   Bistecche di tonno alla griglia

Ingredienti:

¼ di tazza di foglie di coriandolo fresco tritato

3 spicchi d'aglio, tritati

2 cucchiai di succo di limone

½ tazza di olio d'oliva

4 tranci di tonno

½ cucchiaino di paprika affumicata

½ cucchiaino di cumino macinato

½ cucchiaino di peperoncino in polvere

Sale e pepe nero

Preparazione:

Aggiungere coriandolo, aglio, peperoncino, cumino, peperoncino in polvere e succo di limone in un robot da cucina, frullare per unire. A poco a poco aggiungere l'olio e mescolare gli ingredienti fino ad ottenere un impasto omogeneo.

Trasferire il composto in una ciotola, aggiungere il pesce e mescolare delicatamente per ricoprire il pesce in modo uniforme con la salsa. Raffreddare per almeno 2 ore per permettere ai sapori di penetrare nel pesce.

Togliere il pesce dal refrigeratore e preriscaldare il grill. Spennellare la griglia con olio, mettere il pesce a grigliare per circa 3 o 4 minuti per ogni lato.

Togliere il pesce dalla griglia, trasferirlo su un piatto da portata e servire con spicchi di limone o alcune verdure.

Informazioni nutrizionali per porzione: Kcal: 350 Proteine: 41g, Carboidrati: 12 g, Grassi: 19g, Sodio: 150mg

Ricette per dessert

50.   Dolce al cocco senza zucchero

Ingredienti:

1 lattina di latte di cocco biologico

1 tazza di frutti di bosco congelati misti

¼ di tazza di fiocchi d'avena

½ banana, pelate e affettate

2 cucchiai di mandorle, macinate

1 cucchiaio di sciroppo di agave

acqua

Preparazione:

Unire gli ingredienti in un frullatore e dare l'impulso per 30 secondi, per un impasto omogeneo.

Servire subito.

È possibile aggiungere qualsiasi altro frutto e creare una combinazione perfetta per i bambini.

Informazioni nutrizionali per porzione: Kcal: 112 Proteine: 23g, Carboidrati: 27g, Grassi: 16g, Sodio: 156mg

51.   Biscotti al cioccolato fatti in casa

Ingredienti:

1 tazza di farina per tutti gli usi

1 cucchiaino di lievito in polvere

1 tazza di dolcificante

Un pizzico di sale

2 cucchiai di scorza di limone grattugiata

2 cucchiai di olio d'oliva

2 tuorli d'uovo

1 cucchiaio di succo di limone

2 oz cioccolato fondente senza zucchero (85% di cacao), tritato finemente

Preparazione:

Unire tutti gli ingredienti secchi in una ciotola di medie dimensioni. Delicatamente   sbattere   nel   latte   il cioccolato. Mescolare bene fino ad ottenere un impasto liscio. Mettere in frigorifero per 30 minuti.

Preriscaldare il forno a 350 gradi F. Mettere un po' di carta da forno su una teglia.

Stendere la pasta fredda su una superficie infarinata fino a uno spessore di 2 pollici. Utilizzando gli stampi, plasmare i biscotti e trasferirli nella teglia da forno. Cuocere per 20 minuti, o fino a doratura.

Informazioni nutrizionali per porzione: Kcal: 212 Proteine: 24g, Carboidrati: 46g, Grassi: 18g, Sodio: 373mg

52.   Ciambelle senza zucchero

Ingredienti:

1.5 tazza di farina di grano saraceno

½ tazza di farina di riso

½ tazza di avena in polvere

1 cucchiaino di lievito in polvere

2 tazze di latte di mandorla non zuccherato

2 uova

¼ di tazza di Stevia

½ cucchiaino di cannella in polvere

2 cucchiai di olio d'oliva

Per la glassa:

½ tazza di Stevia in polvere

2 cucchiai di cacao in polvere, senza zucchero

1 cucchiaino di estratto di vaniglia, senza zucchero

¼ di tazza di latte di mandorle

1 cucchiaio di olio d'oliva

Preparazione:

Unire la farina di grano saraceno, la farina di riso, l'avena in polvere, il lievito, la stevia e la cannella in una grande ciotola. Rompere due uova nella ciotola, aggiungere 2 tazze di latte e olio d'oliva. Mescolare bene usando un miscelatore elettrico. Coprire e mettere da parte per 10-15 minuti. Cospargere un po' di farina di riso sul piano di lavoro. Stendere la pasta e modellare le ciambelle. Se l'impasto è troppo appiccicoso, cospargere delicatamente con un po' di farina di riso.

Versare dell'olio in una pentola profonda (2-3 pollici) e riscaldare a temperatura elevata.

Nel frattempo, preparare la glassa. Mescolare insieme gli ingredienti liquidi in un pentolino. Portare ad un punto di ebollizione e togliere dal fuoco. Coprire e mettere da parte.

Friggere le ciambelle per circa due minuti per ogni lato, a temperatura elevata. Togliere dal tegame e assorbire l'olio in eccesso con una carta da cucina.

Immergere ogni ciambella nella glassa al cioccolato e trasferire in un piatto. Servire caldo o freddo.

Informazioni nutrizionali per porzione: Kcal: 350 Proteine: 31g, Carboidrati: 46g, Grassi: 29g, Sodio: 490mg

53. Macedonia con ricotta

Ingredienti:

½ tazza di ricotta

½ tazza di panna da montare

4oz di frutta mista a scelta (funziona bene con praticamente tutto quello che avrai nel frigorifero)

1 cucchiaino di estratto di vaniglia, senza zucchero

1 cucchiaino di polvere di Stevia

1 cucchiaio crema per dessert light, senza zucchero

Preparazione:

In una piccola ciotola, unire la ricotta con panna da montare, crema da dessert e estratto di vaniglia. Mescolare con la stevia e utilizzare un miscelatore elettrico per amalgamare gli ingredienti.

Decorare con la frutta.

Informazioni nutrizionali per porzione: Kcal: 209 Proteine: 29g, Carboidrati: 35g, Grassi: 7g, Sodio: 298mg

54. Bibita al cacao senza zucchero

Ingredienti:

1 tazza di latte di cocco

1 cucchiaino di cacao grezzo, amaro

1 cucchiaino di sciroppo di agave

1 tazza di panna da montare senza zucchero

Preparazione:

Unire gli ingredienti in un frullatore e mescolare bene per 30 secondi.

Trasferire in un microonde e riscaldare per un minuto ad alta potenza.

Informazioni nutrizionali per porzione: Kcal: 88 Proteine: 8.9g, Carboidrati: 10.5g, Grassi: 3g, Sodio: 95mg

ALTRI TITOLI DELL'AUTORE

70 Ricette Efficaci nel Prevenire e Risolvere Il Sovrappeso: Bruciare il Grasso Velocemente Utilizzando la Dieta Corretta e La Nutrizione Intelligente

Di

Joe Correa CSN

48 Soluzioni Per Le Acne a Tavola: Il percorso veloce e naturale per ridurre vostri problemi di acne in meno di 10 giorni!

Di

Joe Correa CSN

41 Ricette per Prevenire L'Alzheimer: Ridurre o Eliminare l'Alzheimer in 30 Giorni o Meno!

Di

Joe Correa CSN

70 Ricette Efficaci per il Tumore al Seno: Prevenire e Combattere il Cancro al Seno con la Nutrizione Intelligente e gli Alimenti Super-Potenti

Di

Joe Correa CSN

www.ingramcontent.com/pod-product-compliance
Lightning Source LLC
Chambersburg PA
CBHW051036030426
42336CB00015B/2906